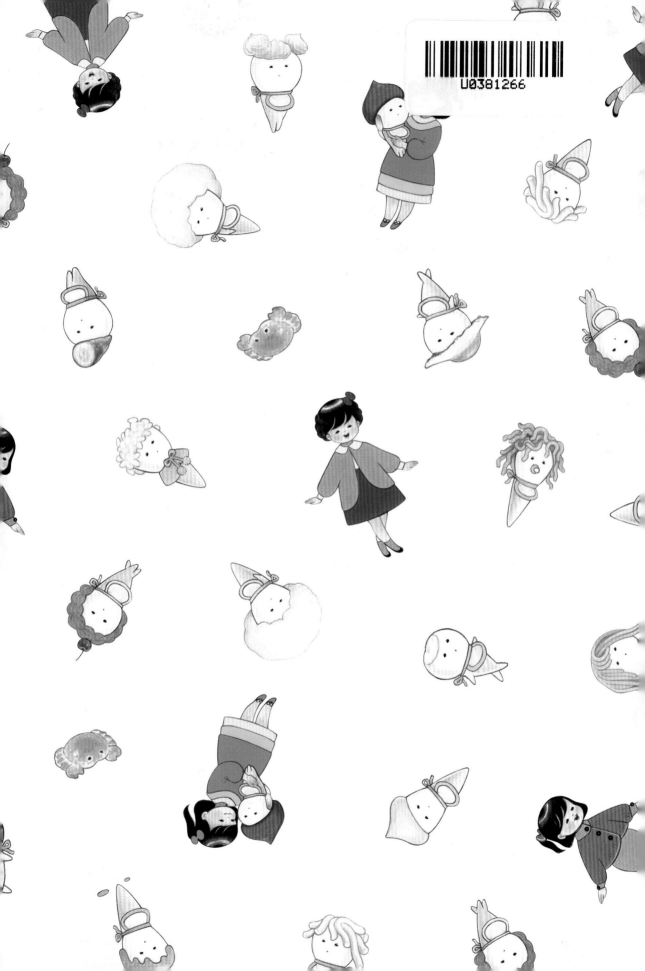

U0381266

图书在版编目（CIP）数据

我的牙齿朋友 / （日）minchi 著；米雅译 . — 青岛：
青岛出版社 , 2021.7

ISBN 978-7-5552-2955-1

Ⅰ . ①我… Ⅱ . ① m… ②米… Ⅲ . ①儿童 – 牙 – 保健
– 儿童读物 Ⅳ . ① R788-49

中国版本图书馆 CIP 数据核字（2021）第 031246 号

原书名：にゅうしちゃん

NYUSHICHAN

Copyright © 2018 by minchi

First Published in 2018 by IWASAKI Publishing Co., Ltd.

Simplified Chinese Character rights © 2021 by Qingdao Publishing House Co., Ltd.

arranged with IWASAKI Publishing Co., Ltd. through Future View Technology Ltd.

山东省版权局著作权合同登记号　图字：15-2019-369 号

我的牙齿朋友

Wo de Yachi Pengyou

著　　者	［日］minchi
译　　者	米　雅
出版发行	青岛出版社
社　　址	青岛市海尔路 182 号（266061）
本社网址	http：//www.qdpub.com
邮购电话	0532-68068091
责任编辑	梁　颖　王丽静
美术编辑	夏　琳
制　　版	青岛乐喜力科技发展有限公司
印　　刷	青岛乐喜力科技发展有限公司
出版日期	2021 年 7 月第 1 版　2021 年 7 月第 1 次印刷
开　　本	16 开（787mm×1092mm）
印　　张	2
字　　数	25 千
图　　数	65 幅
印　　数	1~6000
书　　号	ISBN 978-7-5552-2955-1
定　　价	38.00 元

编校印装质量、盗版监督服务电话：4006532017　0532-68068050

本书建议陈列类别：图画书

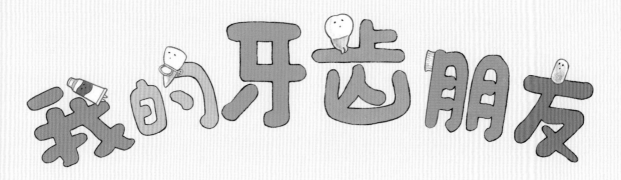

我的牙齿朋友

[日] minchi / 著   米雅 / 译

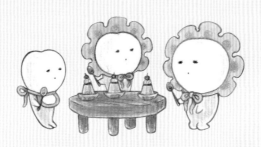

青岛出版社
QINGDAO PUBLISHING HOUSE

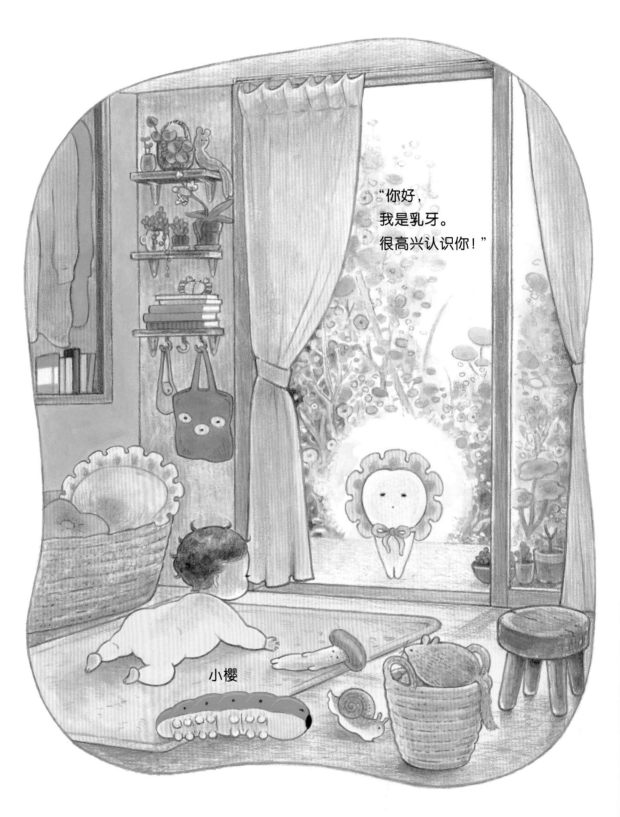

小樱的第一个牙齿朋友
就是乳牙。

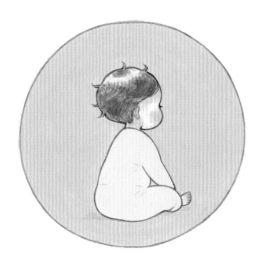

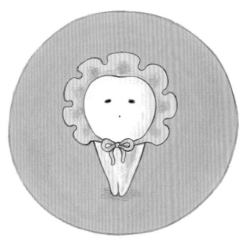

"今后请多多关照哟！"

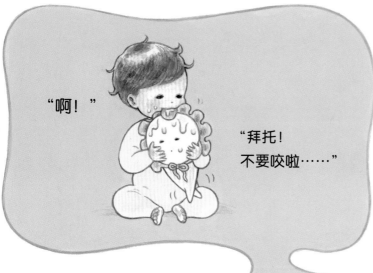

"啊！"

"拜托！
不要咬啦……"

小樱还是个小宝宝，
抓到任何东西
都想放进嘴里尝一尝。

小樱会这样一直流口水，
是因为还没办法
像大人一样
好好地吞咽口水。

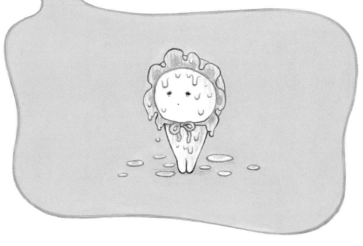

乳牙到来后，
小樱除了吃母乳和奶粉，
也可以吃米饭和点心了。

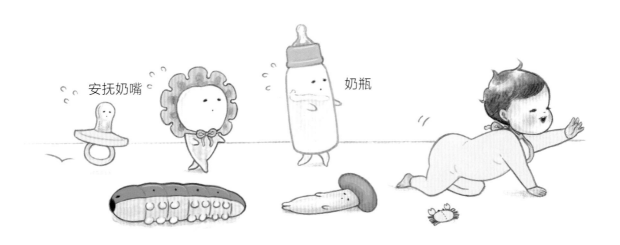

安抚奶嘴

奶瓶

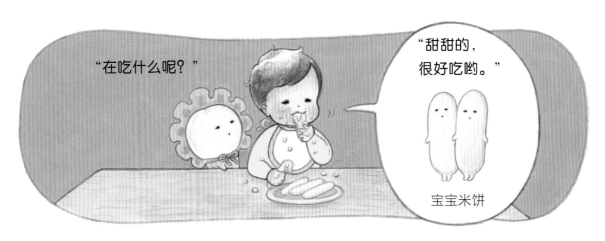

"在吃什么呢？"

"甜甜的，
很好吃哟。"

宝宝米饼

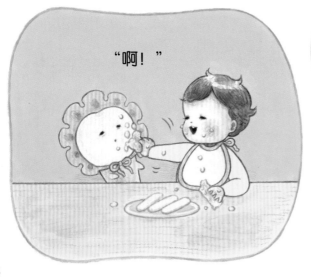

"啊！"

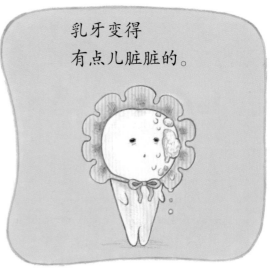

乳牙变得
有点儿脏脏的。

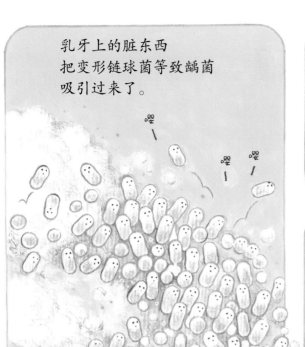

乳牙上的脏东西
把变形链球菌等致龋菌
吸引过来了。

变形链球菌

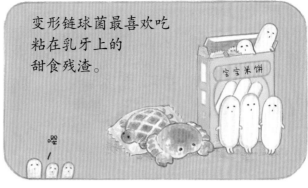

变形链球菌最喜欢吃
粘在乳牙上的
甜食残渣。

宝宝米饼

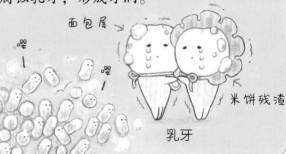

变形链球菌吃了食物残渣后，
制造出黏黏的东西，便于附着在乳牙上，
腐蚀乳牙，形成牙洞。

面包屑

米饼残渣

乳牙

嗒嗒嗒!

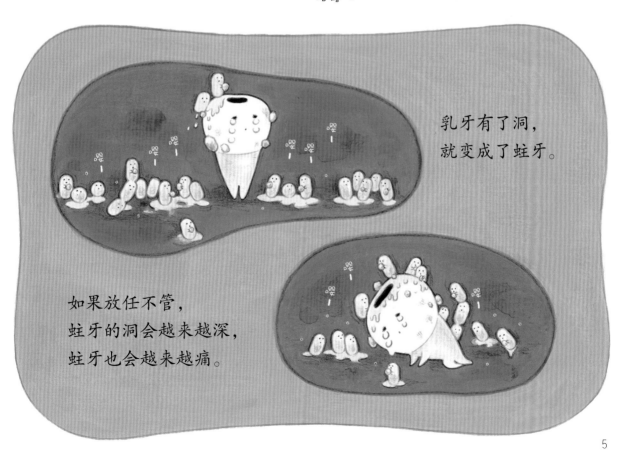

乳牙有了洞，
就变成了蛀牙。

如果放任不管，
蛀牙的洞会越来越深，
蛀牙也会越来越痛。

5

牙齿一旦出现了洞，
就无法恢复到原来的模样了！

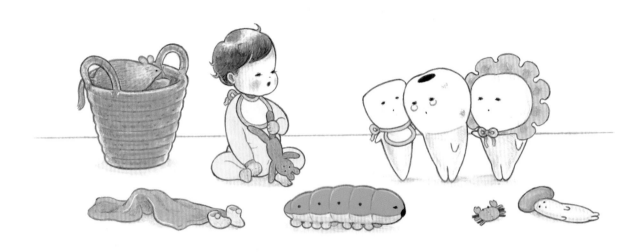

"好痛、好痛啊！"
蛀牙一直哭个不停。

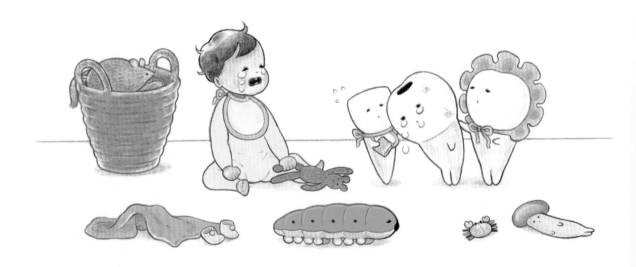

乳牙软软的，
很容易变成蛀牙。

需要用牙刷温柔地刷啊刷，
刷得亮晶晶的。

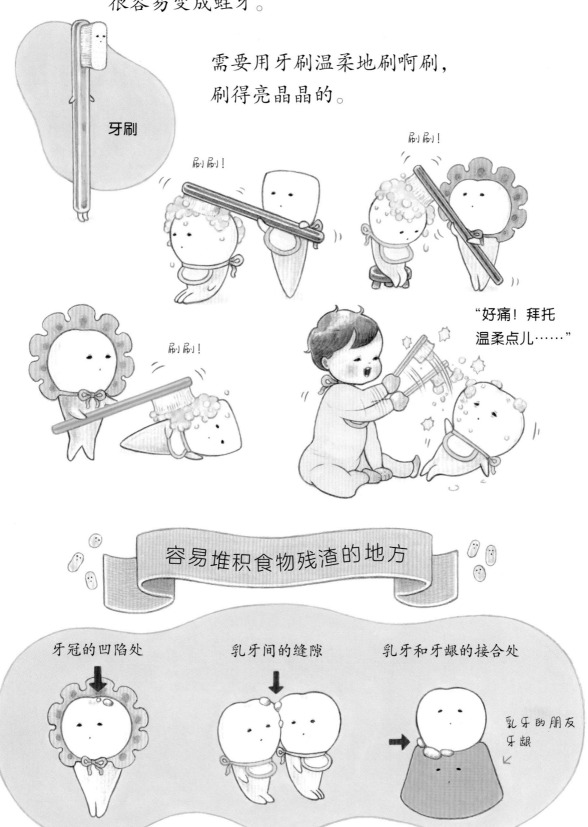

牙刷

刷刷！

刷刷！

刷刷！

"好痛！拜托
温柔点儿……"

容易堆积食物残渣的地方

牙冠的凹陷处

乳牙间的缝隙

乳牙和牙龈的接合处

乳牙的朋友
牙龈

小樱越长越大，
乳牙的兄弟姐妹也越来越多。
如果全部到齐的话，
他们总共 20 位。

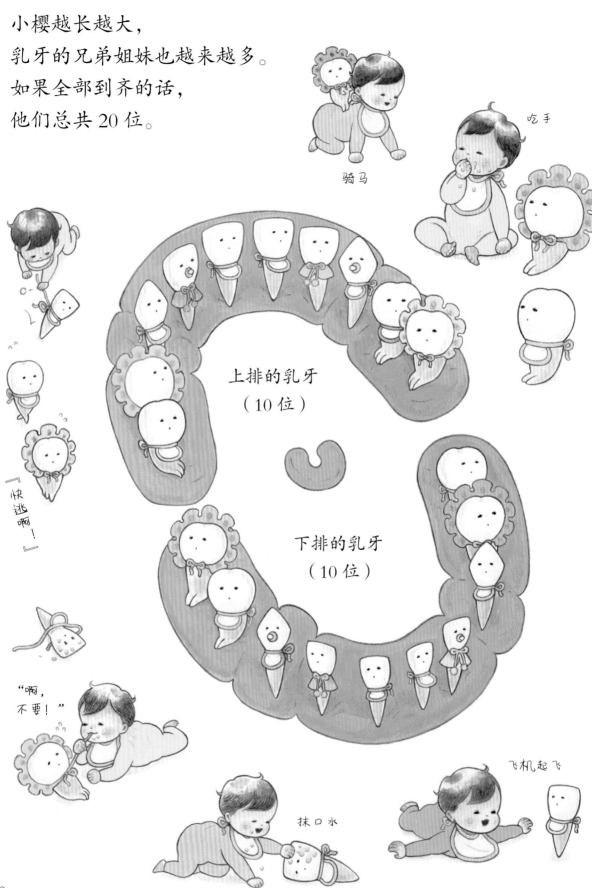

骑马

吃手

上排的乳牙
（10 位）

下排的乳牙
（10 位）

『快逃啊！』

"啊，
不要！"

抹口水

飞机起飞

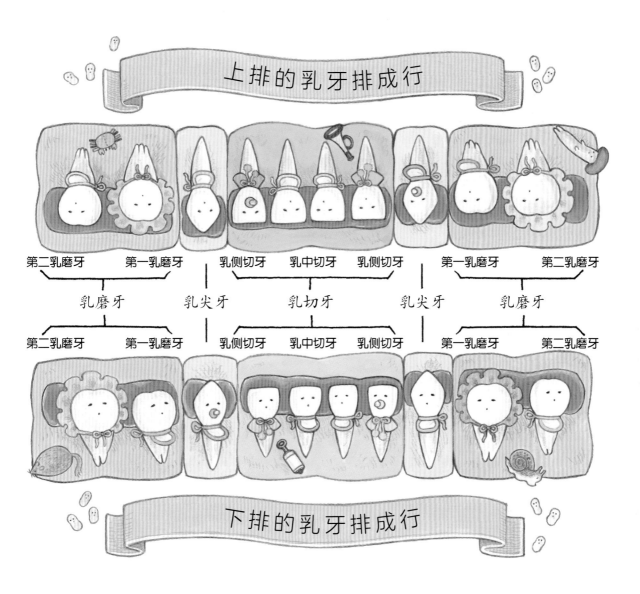

第二乳磨牙	第一乳磨牙		乳侧切牙	乳中切牙	乳侧切牙		第一乳磨牙	第二乳磨牙
乳磨牙		乳尖牙		乳切牙		乳尖牙		乳磨牙
第二乳磨牙	第一乳磨牙		乳侧切牙	乳中切牙	乳侧切牙		第一乳磨牙	第二乳磨牙

下排的乳牙排成行

乳切牙

总共 8 位，
主要任务是咬断食物。
头部扁宽，
形状像凿子或菜刀。

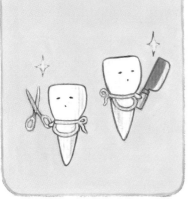

乳尖牙

总共 4 位，
主要任务是撕裂食物。
长得像尖尖的长矛，
看起来挺酷的。

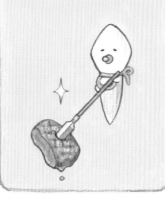

乳磨牙

总共 8 位，
主要任务是磨碎食物。
形状像臼，
工作很卖力，挺辛苦的。

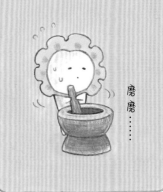

磨磨……

开始了，开始了！

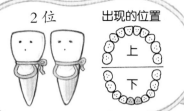
2 位　　出现的位置

上

下

大约 6 个月的时候，
下排的乳中切牙会出现。

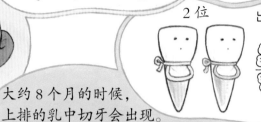
2 位　　出现的位置

上

下

大约 8 个月的时候，
上排的乳中切牙会出现。

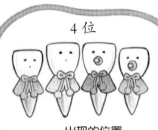
4 位

出现的位置

上

下

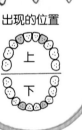

大约 1 岁的时候，
上下排的乳侧切牙会出现。

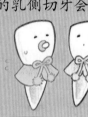
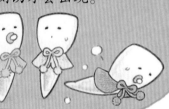

4 位

出现的位置

上

下

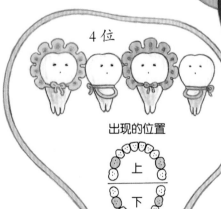

大约 1 岁 6 个月的时候，
上下排的第一乳磨牙会出现。

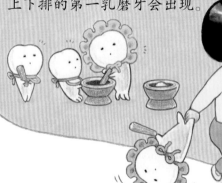

请翻往下一页。

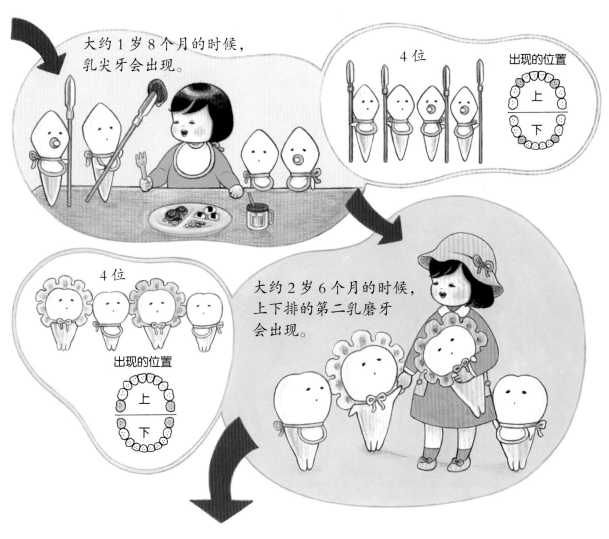

大约 1 岁 8 个月的时候，
乳尖牙会出现。

4 位

出现的位置

上

下

4 位

出现的位置

上

下

大约 2 岁 6 个月的时候，
上下排的第二乳磨牙
会出现。

3 岁左右，
小樱的这 20 个牙齿朋友会全部到齐。

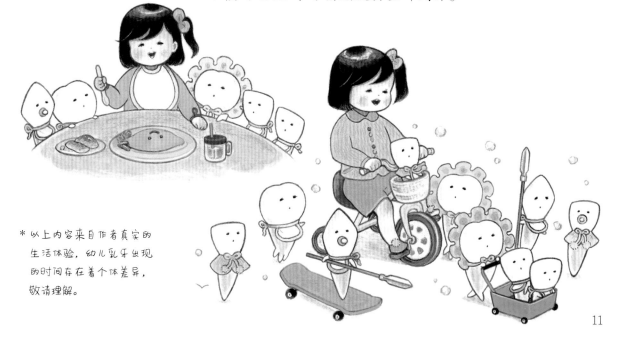

＊以上内容来自作者真实的
生活体验，幼儿乳牙出现
的时间存在着个体差异，
敬请理解。

乳牙的秘密

乳磨牙

乳尖牙

乳切牙

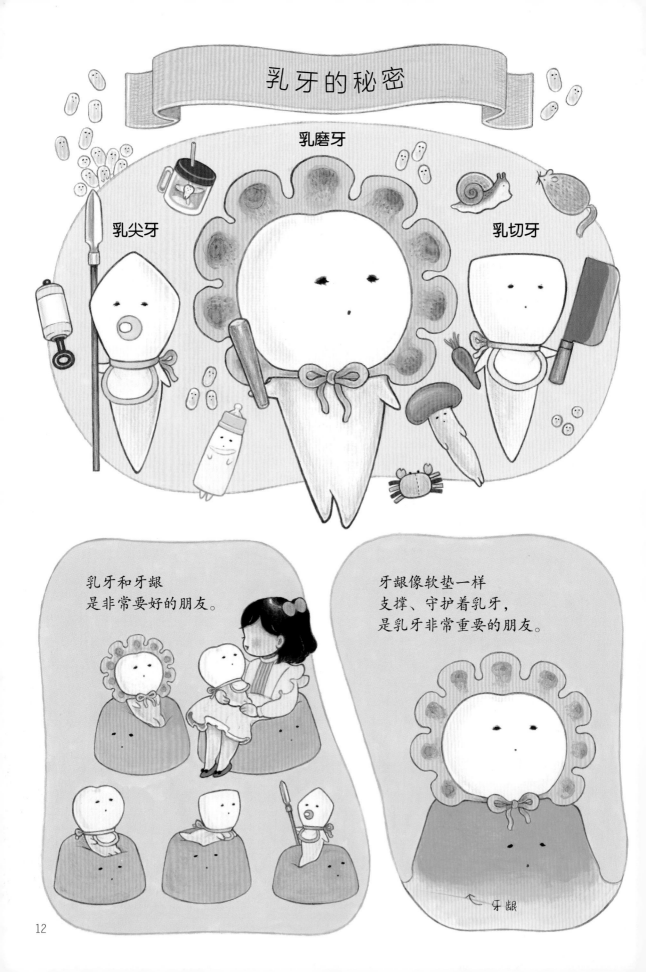

乳牙和牙龈
是非常要好的朋友。

牙龈像软垫一样
支撑、守护着乳牙，
是乳牙非常重要的朋友。

← 牙龈

乳牙的剖面图

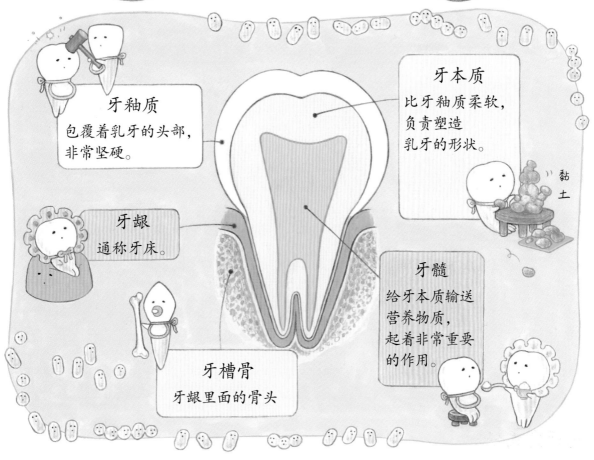

牙釉质
包覆着乳牙的头部，非常坚硬。

牙本质
比牙釉质柔软，负责塑造乳牙的形状。

黏土

牙龈
通称牙床。

牙髓
给牙本质输送营养物质，起着非常重要的作用。

牙槽骨
牙龈里面的骨头

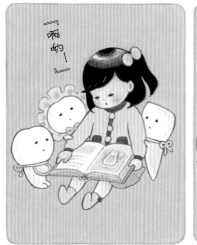

「啊哟！」

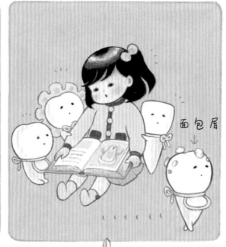

面包屑

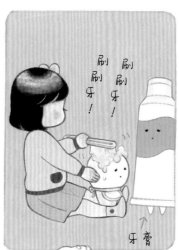

刷刷牙！
刷刷牙！

牙膏

嗯？

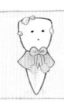

排队等刷牙。

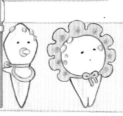

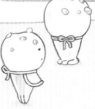

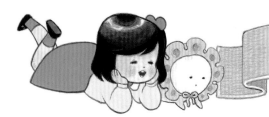

乳牙有几只脚？

乳牙的类别不同，他们的脚的数目也不同。

乳切牙

1 只脚

下排的乳磨牙

2 只脚

乳尖牙

1 只脚

上排的乳磨牙

3 只脚

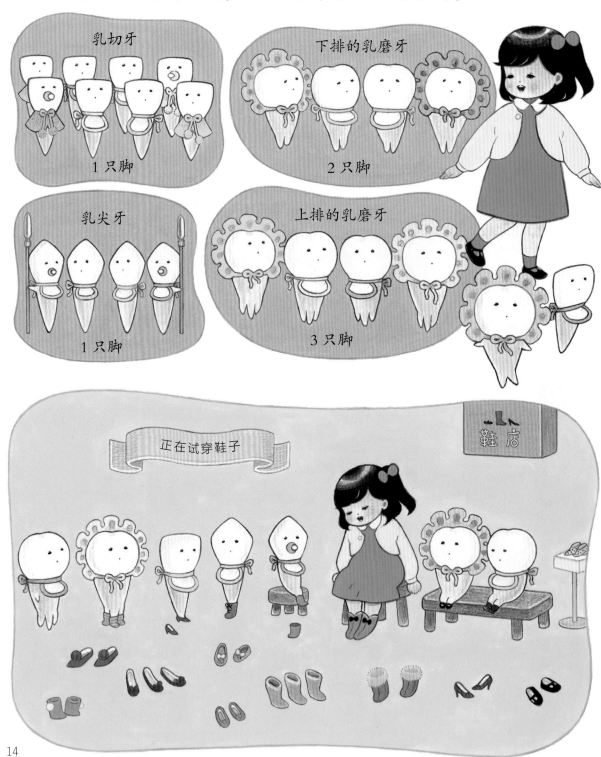

正在试穿鞋子

鞋店

这些朋友会帮助乳牙

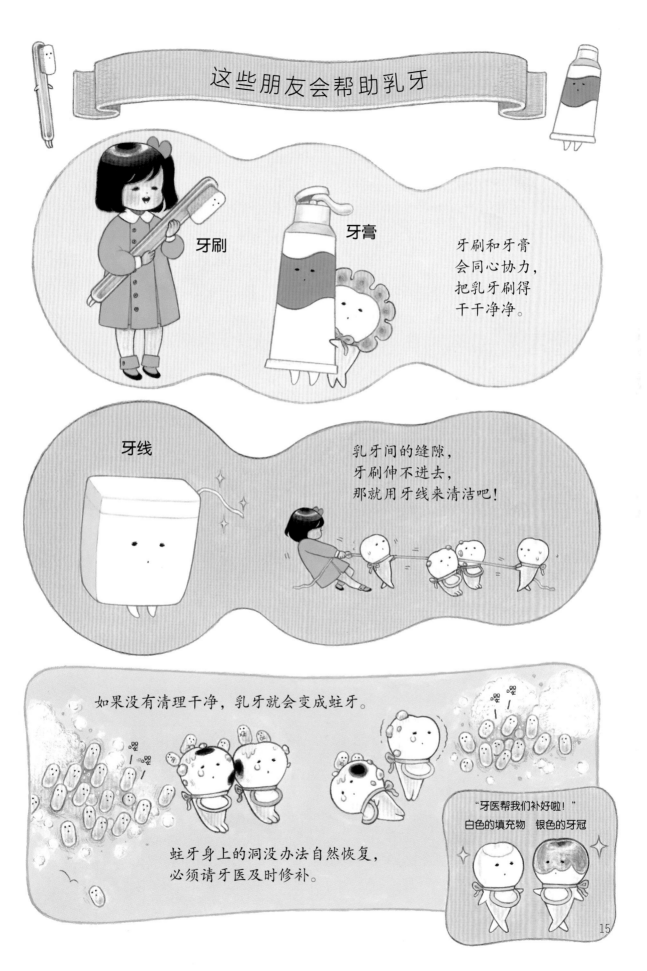

牙刷

牙膏

牙刷和牙膏
会同心协力，
把乳牙刷得
干干净净。

牙线

乳牙间的缝隙，
牙刷伸不进去，
那就用牙线来清洁吧！

如果没有清理干净，乳牙就会变成蛀牙。

蛀牙身上的洞没办法自然恢复，
必须请牙医及时修补。

"牙医帮我们补好啦！"
白色的填充物　银色的牙冠

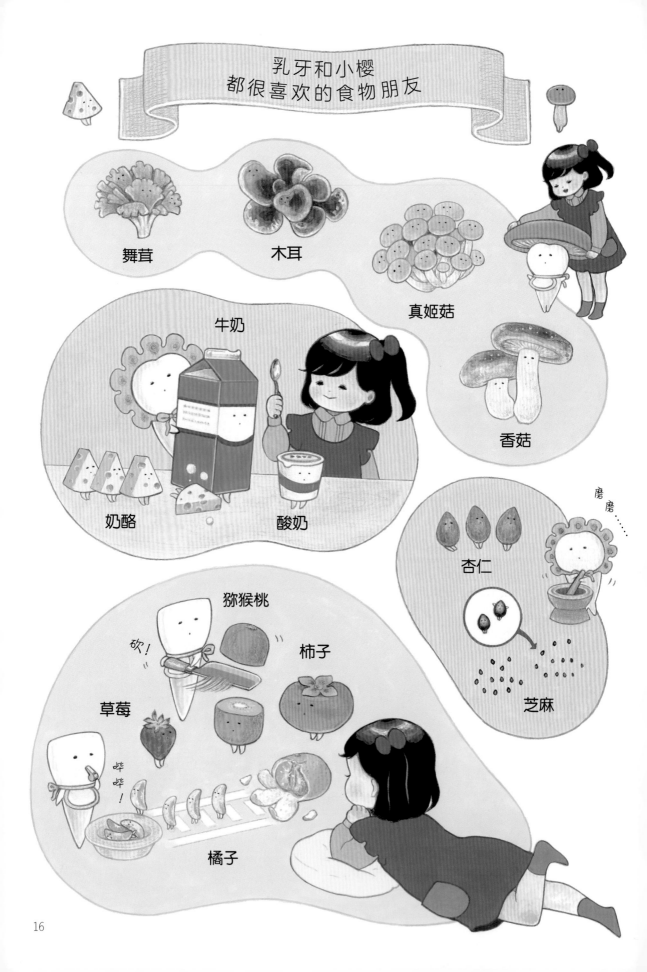

乳牙和小樱
都很喜欢的食物朋友

舞茸

木耳

真姬菇

牛奶

香菇

奶酪

酸奶

杏仁

芝麻

狝猴桃

柿子

草莓

橘子

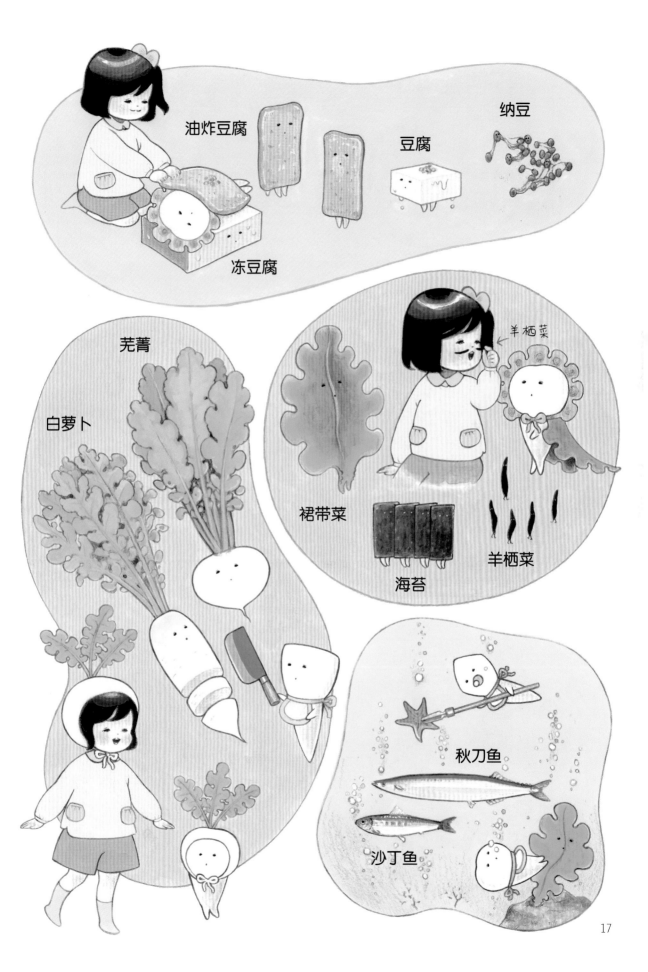

油炸豆腐

豆腐

纳豆

冻豆腐

芜菁

白萝卜

裙带菜

海苔

羊栖菜

羊栖菜

秋刀鱼

沙丁鱼

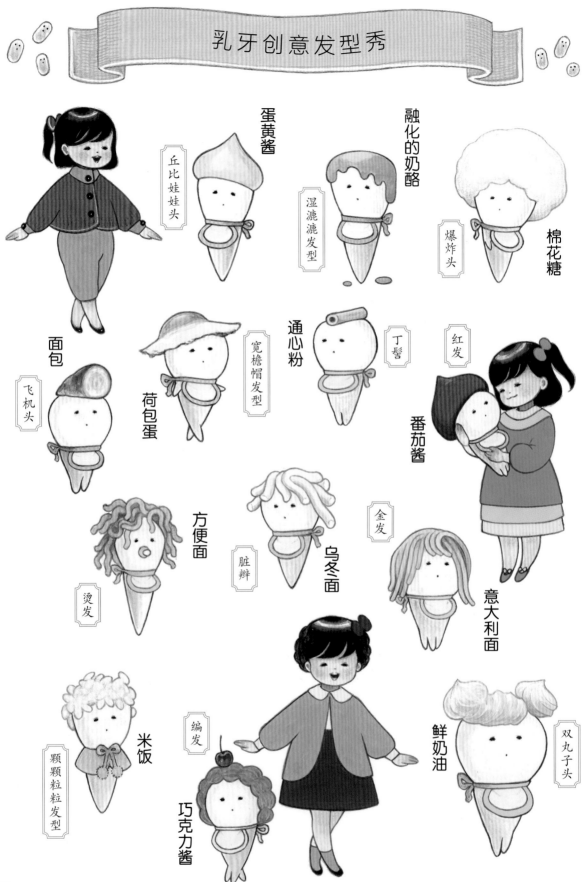

乳牙创意发型秀

蛋黄酱

融化的奶酪

丘比娃娃头

湿漉漉发型

棉花糖

爆炸头

面包

飞机头

荷包蛋

宽檐帽发型

通心粉

丁髻

红发

番茄酱

方便面

脏辫

乌冬面

金发

意大利面

烫发

米饭

颗颗粒粒发型

编发

巧克力酱

鲜奶油

双丸子头

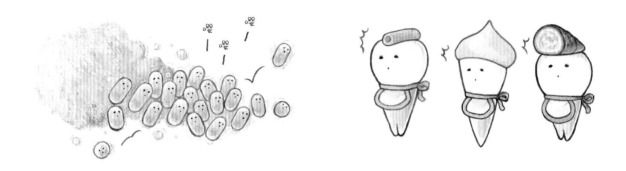

美美的发型秀结束之后，
要记得清洗干净！

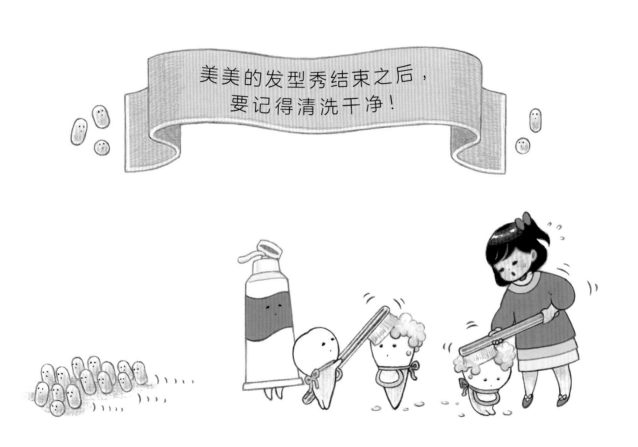

小樱快升小学的时候，
就差不多要开始跟乳牙说再见了。

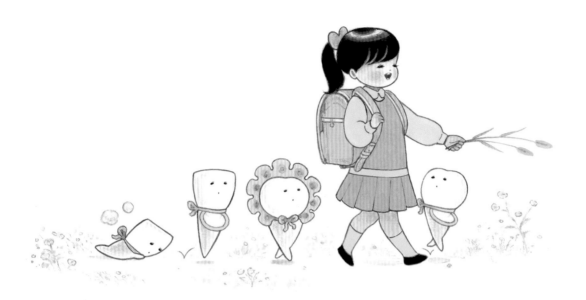

乳牙完成任务后，会一个接一个地离开。

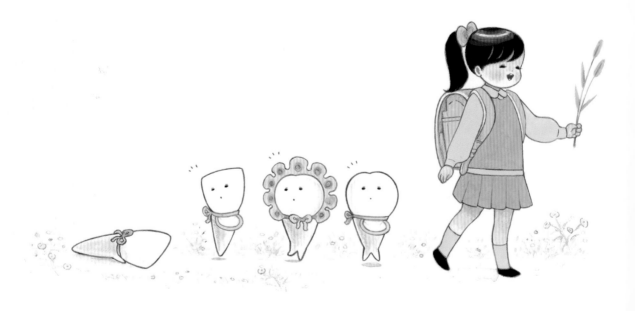

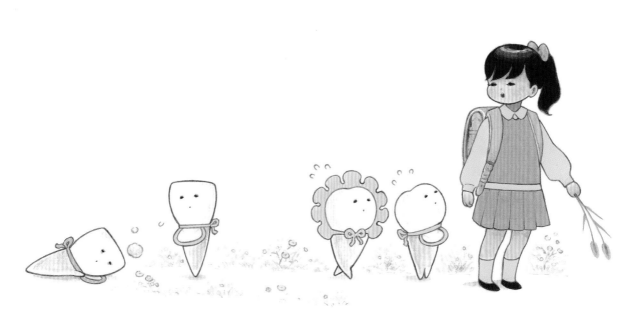

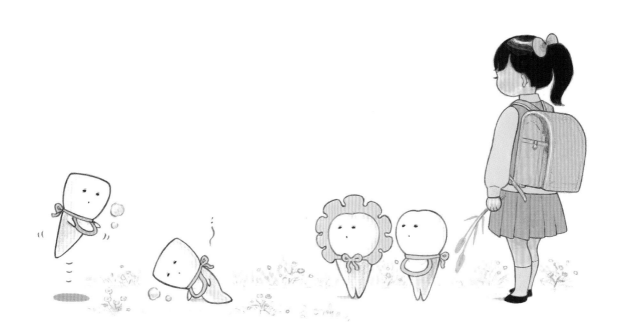

"乳牙，再见！"

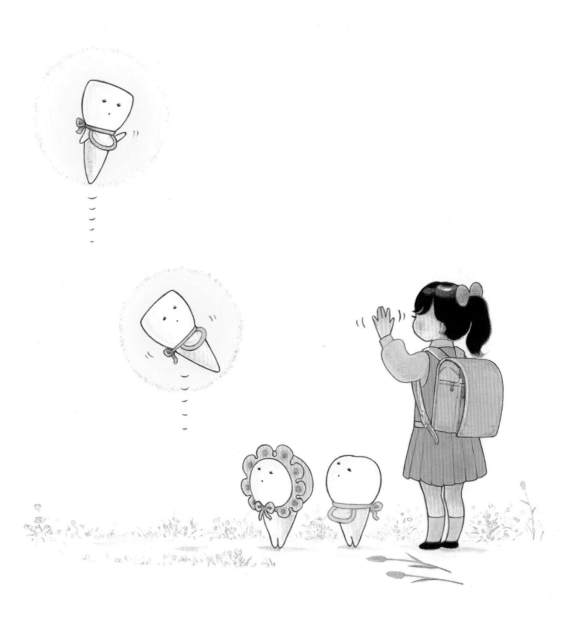

乳牙走了……

之后，有新朋友
来到小樱家。

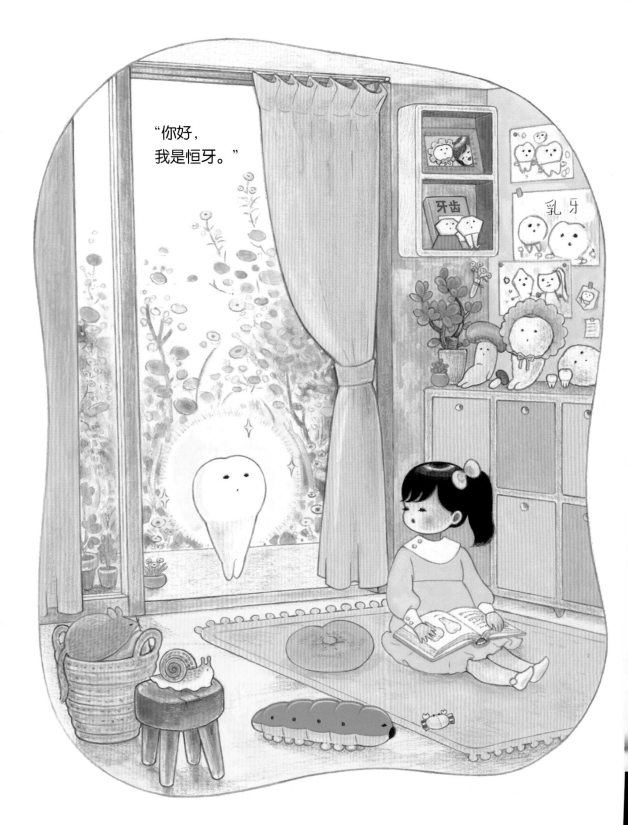

著者　minchi

　　1971 年出生于日本京都，是一位专业画家，擅长用丙烯颜料绘制幻想风格的作品。其作品多次入选大型画展。2016 年，与法国电影导演奥德·当塞（Aude Danset）共同制作三维动画短片《三岛柴胡》（*Mishimasaiko*），负责撰写剧本并担任艺术指导，该作品曾在安纳西国际动画电影节及其他多个电影节上公开放映，荣获多项大奖。著有绘本《我的可爱宝贝》《我的牙齿朋友》等。

审订　井上裕子

　　日本口腔医学博士。

译者　米雅

　　绘本插画家、日文童书译者。毕业于日本大阪教育大学教育学研究科。作品包括《小鳄鱼家族·多多和神奇泡泡糖》《小鳄鱼家族·多多的生日》《你喜欢诗吗？》《宝宝，你爱我吗？》等。

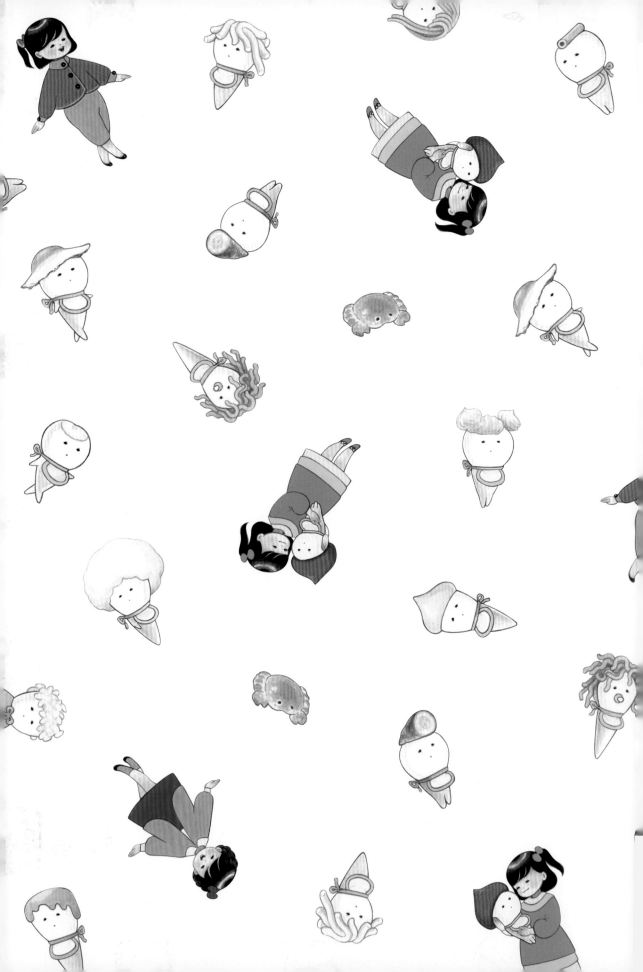